U0164823

大人照顧者

① 社區資源篇

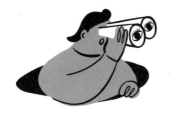

編者的話

文：陳曉蕾

「當一位病人確診認知障礙症，醫生要看的，可能是兩位病人。」受訪醫生解釋認知障礙症的照顧時間很長，病徵可以因人而異，加上患者未必會與照顧者合作——照顧者承受的壓力相對更大，醫護人員在看顧患者的同時，也得留意照顧者。

香港近年不斷出現照顧者「爆煲」的新聞，這不盡是家庭慘劇，而是社會對照顧者的付出視若無睹：照顧僅是家人的責任，專家報告不斷建議加強家人的照顧能力，甚至部份社福界在慘劇發生後，歸咎是照顧者不求助：「好多服務，照顧者唔知道！」

然而當大銀的記者團隊逐一訪問，很快便感受到照顧者的無助，例如打了十多條照顧者求助熱線，有些需要不斷輸入數字指令，好不容易找到真人接聽，才問幾句就建議打另一些電話，而這些電話線職員又說沒服務，部份更是語氣無禮。這本書介紹的查詢電話，接聽職員或社工都友善有耐性，不過照顧者需要知道時間和服務範圍。

　　本書把逾二十間機構的服務，分門別類報導，再列出不同特點，希望照顧者更快找到所需的幫助。香港長者長命但不健康，照顧需要極大，再加上少子化及移民潮，更需社會協作，發展更多元的支援。

目錄

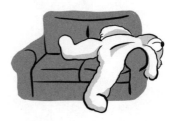

1 ｜ 快爆煲的香港照顧者

「照顧者」這幾個字，在香港日漸被認識，然而一般人仍然不清楚這身份定義。

社聯 2021 年發表的《照顧者喘息需要研究》調查報告指出：「任何承擔照顧責任的都是照顧者。」報告估計有 86 萬長者與家人同住並需要照顧，加上 12 萬長期病患者及 14 萬殘疾人士居家由家人照顧，香港的照顧者人數可以高達 112 萬人！

身份認同，是承認付出，並表示有條件獲得資源。

STORY
在職照顧者

照顧者銀仔的爸爸在 2016 年確診認知障礙症。她有次下班準備離開，同事問為何那麼早，銀仔說要參加照顧者活動。「老爸喺家唔係工人照顧咩？你仲扮照顧者？」同事竟然質疑，銀仔錯愕，心想請了外傭，就不算是照顧者嗎？

之後銀仔和同事談起爸爸走失，自己搭地鐵到元朗站，再步行七公里去米埔。「老爸身體幾好喎。」同事說畢，銀仔就沒談下去。突發應變、處理危機，都不是外傭能處理，唯有她作為照顧者跟進啊！

STORY
跨代照顧者

面書「我家有個大 bb」專頁的版主文文不斷記錄 99 歲婆婆的生活點滴，父母年紀大、外傭每周會放假，文文就陪婆婆覆診、找資料、在假期接手照顧。

她曾經因為是隔代照顧者，不被接受參加有關未來護老方針的公眾諮詢會，很是氣憤。直至某次研討會有資深社工回答她：「不需要理會政府的定義 —— 同住、照顧時間等，只要你認為自己是照顧者，你就是照顧者。」

文文這才敢在人前，以「照顧者」自稱。

政府定義：同住、親人、無酬

政府統計處的人口普查、中期人口統計及《綜合住戶統計調查》中的「主要照顧者」定義，是指「患者因殘疾及長期病患，而有別人照顧其日常生活，並在一星期內照顧他們最長時間的人士」，當中並不理會照顧者及被照顧者的關係、身份、年齡、是否受薪，即可包括同住的家庭傭工。

政府和代表社福界的香港社會服務聯會為了解近年的照顧者慘劇，將「家庭照顧者」的定義列為：與被照顧者同住、有親屬關係、無酬。政府統計處按住戶調查所得，估算在 2013 年，全港約有 23 萬照顧殘疾或長期病患人士的「家庭照顧者」。

學者：管理外傭都算照顧

　　香港大學秀圃老年研究中心總監樓瑋群博士解說「照顧者」的定義：國際間共識是非受薪的，但要否同住？需否達到一定的照顧時數？暫時並無清晰定義。「尤其香港很多子女照顧者並不是與父母同住，卻要負責管理照顧父母的外傭，他們難道不是照顧者嗎？」

　　樓瑋群提出以下四類不能忽略的照顧工作，你有幫忙嗎？

第一類：協助個人護理

巴氏自我照顧活動量表 (Barthel ADL index)

被照顧者情況	有否幫忙？
能否自己步行？	
能否自行穿衣服？	
能否自行洗澡？	
能否自行上落樓梯？	
能否自行梳洗清潔？	
能否自行去洗手間？	
能否自行進食？	
能否自行上落床，或從椅子起來及坐下？	
有否小便失禁？	

第二類：協助社區生活

日常獨立照顧活動量表 (Lawton's IADL scale)

被照顧者情況	有否幫忙？
能否自行用電話？	
能否自行煮食？	
能否自行乘坐交通工具？	
使用金錢時需要協助嗎？	
能否自行出外購買食物及衣著？	

第三類：情緒支援

照顧者情況	有否幫忙？
包括與長者談心、安撫情緒、交代以後的事等等	

第四類：管理外傭

照顧者情況	有否幫忙？
聘請、準備文件、安排工作、回應需要等等	

　　樓瑋群坦言這四項都是重要的，尤其情緒支援，以及外國研究較少提及的外傭管理。她坦言目前無法預計，香港究竟有多少照顧者擔起這四類工作，因為有不少人非與父母同住，卻要為照顧父母付出極大心力。

澳洲定義：每八個有一個

澳洲對照顧者的定義較為廣泛：無論是子女、父母、伴侶、朋友、鄰居，有份照顧肢體傷殘、精神障礙、患病、酗酒，甚至是衰老的人士，不管是否同住、照顧時間長短、或者還有其他照顧者，都可以稱為照顧者，有資格得到政府提供不同程度的支援服務。

官方估計這樣的照顧者人數超過 250 萬，每八個澳洲人就有一個，但當中八成都沒有把自己當作照顧者。

只有三類人，澳洲官方定義不是照顧者：受薪照顧、機構義工、實習學生。

香港照顧者額外疲憊

　　社聯在 2021 年的《照顧者喘息需要研究》結果顯示，受訪照顧者比起美國、英國、中國大陸的照顧時數更長；可以用於閒暇及睡眠的時間，較一般香港人少二至三小時。尤其在職照顧者的每周照顧時數，比港人平均每周工時中位數的 44 小時還要高，非在職照顧者更高達每周 80 小時，差不多是香港人工時的兩倍。

　　香港照顧者難以抽空處理個人事務及休息，包括出席聚會、覆診等，嚴重影響身體及情緒。根據受訪照顧者填寫的生活質素量表，香港照顧者疲憊與壓力的分數，比美國、英國、中國大陸高，而在社會支持上，也比中國大陸低。

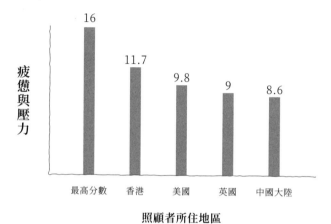

疲憊與壓力

照顧者所住地區

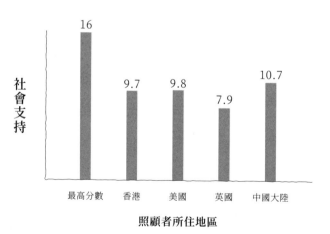

社會支持

照顧者所住地區

照顧筆記

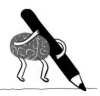

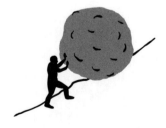

2 | 照顧者風險評估

人們見面，總是問病人如何？較少會問候照顧者。有時就連照顧者也把自己的需要擱下。

唔好等爆煲，試透過填寫以下簡表，掌握目前負荷程度；政府委聘香港理工大學團隊提交的顧問報告指，有需要建立自我評估工具，協助照顧者識別自己的需要和危機。

香港大學秀圃老年研究中心已設計了仔細的風險評估表，照顧者可以聯絡社工做評估，有需要可獲跟進。

照顧者壓力指數問卷

這份照顧者負荷指數問卷（Robinson's Caregiver Strain Index）經香港中文大學翻譯及印證，目前應用於部份醫院的病人資源中心，了解成人照顧者面對的身體、社交、財政、情緒壓力。13 條問題，若有 7 題或以上的答案是「經常」或「有時」，就屬於「高負荷」。

1. 感到困身
   例如因自由時間減少了
   或不能外出

   經常 ○　有時 ○　完全無 ○

2. 感到不方便
   例如因為需要花很多時間或
   長途跋涉去協助病者

   經常 ○　有時 ○　完全無 ○

3. 感到身體疲累
   例如需專注看護病者或
   費力去幫助病者坐立

   經常 ○　有時 ○　完全無 ○

4. 睡眠被打擾
   例如需在夜間照顧經常要
   上落床或無法安頓下來的病者

   經常 ○　有時 ○　完全無 ○

5. 起居生活習慣有變動
   例如因為往常的家居工作
   被打擾，私人時間少了

   經常 ○　有時 ○　完全無 ○

6. 要改動個人計劃
   例如要放棄轉工的念頭，
   或者不能放假

經常	有時	完全無
○	○	○

7. 要花時間應付其他人的需求
   例如來自其他家庭成員的要求

經常	有時	完全無
○	○	○

8. 情緒上要適應
   例如因為病者而出現
   激烈的爭吵

經常	有時	完全無
○	○	○

9. 病者某些行為令人煩厭
   例如病者失禁、記憶事情有
   困難或怪責別人取了他的東西

經常	有時	完全無
○	○	○

10. 發現病者改變很大
    而感到不安
    例如他跟以往完全不同

經常	有時	完全無
○	○	○

11. 要改動工作安排　　　　經常　　有時　　完全無
　　例如要特別放假照顧病者　○　　　○　　　○

---

12. 財政負荷　　　　　　　經常　　有時　　完全無
　　　　　　　　　　　　　○　　　○　　　○

---

13. 感到心靈疲累
　　例如因為擔心或顧慮　　經常　　有時　　完全無
　　該如何處理病者　　　　○　　　○　　　○

評估風險 社工跟進

港大秀圃老年研究中心總監樓瑋群博士長期研究香港照顧者,她說近年多了很多照顧者服務,尤其給照顧者的工作坊,然而香港照顧者的背景不一,服務很難兼顧:「例如我們和社聯做的研究發現,香港照顧長者的,由二十幾歲到九十幾歲,最多是子女、其次是配偶,照顧者本身可能要返工——需求實在太闊。」

樓瑋群相信首要先確立身份:「照顧者在整個照顧系統裡有身份,在醫社合作方面,第一時間令照顧者覺得有支援。照顧者是 care partner,要獲充權(empower),醫護社工要與照顧者成為團隊。」

她指出,把照顧者視為團隊之一,除了了解被照顧者想要什麼,還需要同時了解照顧者的期望,

平衡兩人的利益，一起訂立照顧方案。

「可能爸爸說不肯去老人院，可是女兒要上班，非常擔心，兩個人都不安樂，要有人去解心中的結。」樓瑋群說：「照顧者可能過慮、或者太有自信，要兩面都了解，心平氣和地大家講講。」

她和團隊設計了一份照顧者風險評估表，並且和一些社福機構合作，為照顧者提供像「驗身報告」似的評估。表格同時需要照顧者代被照顧者填寫，社工會根據這風險評估報告，決定需否或如何協助。其中一間合作機構，就是博愛醫院在美孚的「照顧者花園」。

會收到的報告樣本如下：

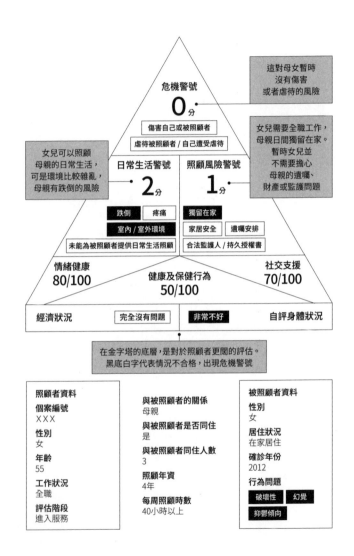

危機警號
0分

傷害自己或被照顧者

虐待被照顧者 / 自己遭受虐待

這對母女暫時
沒有傷害
或者虐待的風險

日常生活警號
2分

照顧風險警號
1分

女兒需要全職工作，
母親日間獨留在家。
暫時女兒並
不需要擔心
母親的遺囑、
財產或監護問題

女兒可以照顧
母親的日常生活，
可是環境比較雜亂，
母親有跌倒的風險

跌倒　疼痛

室內 / 室外環境

未能為被照顧者提供日常生活照顧

獨留在家

家居安全　遺囑安排

合法監護人 / 持久授權書

情緒健康
80/100

健康及保健行為
50/100

社交支援
70/100

經濟狀況　完全沒有問題　非常不好　自評身體狀況

在金字塔的底層，是對於照顧者更闊的評估。
黑底白字代表情況不合格，出現危機警號

照顧者資料

個案編號
XXX

性別
女

年齡
55

工作狀況
全職

評估階段
進入服務

與被照顧者的關係
母親

與被照顧者是否同住
是

與被照顧者同住人數
3

照顧年資
4年

每周照顧時數
40小時以上

被照顧者資料

性別
女

居住狀況
在家居住

確診年份
2012

行為問題
破壞性　幻覺
抑鬱傾向

樓瑋群解釋：「在這個三角形，我們首先就看他們有沒有互相『糟質』，『危機警號』好緊要，如果這裡出現了一或者兩個警號就唔掂，社工要『嗶嗶臨』衝去屋企，否則就會出事。」

接著評估會關注「照顧風險警號」，包括被照顧者是否獨留家中、家居狀況及法律安排等。樓瑋群強調，認知障礙症患者退化速度快，有 5% 的病人更是確診後一年便離世，及早辦理遺囑和持久授權書處理資產很重要：「有時病人等了兩三個月後便喪失精神行為能力，其實已經做不到持久授權書，照顧者就要去高等法院申請管理資產。」否則病人一旦因病重而神志不清，照顧者便無法即時動用病人財產供養病人和家人。

照顧的基礎

「日常生活警號」包括跌倒、痛症、日常照顧等，這不單會問被照顧者，也會了解照顧者的身體是否出現這些徵狀。

在金字塔的低層和最底層，就會關心照顧者的生活質素、身體狀況和經濟狀況。樓瑋群形容這些是照顧的基礎，「照顧者要可以照顧到人，起碼這幾項要合格先。如果這些都是得 30 分，你照顧人就是自己攞命來搞。」

評估也會蒐集照顧者資料、照顧狀況及被照顧者資料，樓瑋群這樣分析樣本中的個案：「她照顧了四年，但是她全職工作，還說每個禮拜要照顧 40 小時」，「這個 85 歲的媽媽呢，有破壞性行為、抑鬱，所以照顧者 exhausted（精疲力竭）好正常」。

整份風險評估報告就像身體檢查報告一樣，希望讓照顧者和被照顧者一同意識到當下照顧狀況的風險，繼而促進大家討論、調整照顧期望和規劃。

樓瑋群舉例說：「如果被照顧者說要獨留在家，已經是一個風險，照顧者就會想方法說服他這樣不安全。」被照顧者可能會說：「我都知的，我都預計了，可能突然間失救會死，我已經寫好了遺囑。」「首先大家需要有一個客觀的標準去討論，可能討論之後，最終被照顧者都是決定獨留在家。阿女可能會覺得安慰，原來我阿媽是那麼堅決，她已做好死的準備，why not I just let go？因為我無可能廿四小時望住她。」樓瑋群說，借著這份風險評估報告，照顧者和被照顧者可以討論到最差的情況，做好思想準備，也能更清楚和尊重彼此的想法。而醫護和社工，有這份評估報告在手，也更知道如何跟進。

認知障礙症照顧者風險評估

評估機構：博愛醫院 - 照顧者花園在美孚

費用：免費

面書專頁

地址：美孚新邨荔灣道街市天橋底

電話 / WhatsApp：9171 9593

照顧筆記

3 ｜ 政府有什麼服務？

在香港照顧長者，由政府津助機構提供的服務和資源，主要有四類：

1. 中心為本的社區照顧及支援服務

2. 長者住宿及日間暫託服務

3. 家居為本的社區照顧服務

4. 項目型服務

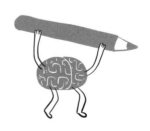

1. 中心為本的社區照顧及支援服務

這些機構包括:

- 212 間長者地區中心及長者鄰舍中心

- 93 間長者日間護理中心

- 68 間綜合家庭服務中心及綜合服務中心

- 38 間公立醫院的病人資源中心

2. 長者住宿及日間暫託服務

長者住宿暫託宿位:

- 332 個由津助安老院舍及合約院舍提供的指定住宿暫託宿位

- 全港 197 間參與「改善買位計劃」的私營安老院,合共提供 1,388 個指定住宿暫託宿位,但會優先編配予中央輪候冊內等候入住的長者。

- 所有津助安老院舍及合約院舍內的臨時空置宿位，亦作為暫託服務用途。

長者日間暫託宿位：

- 93 間資助長者日間護理中心，共提供 231 個指定日間暫託服務名額。

3. 家居為本的社區照顧服務

- 61 支「綜合家居照顧服務」服務隊
- 31 支「改善家居及社區照顧服務」服務隊

* 截至 2022 年 9 月數據

4. 項目型服務

- 長者社區照顧服務券試驗計劃
- 為低收入家庭護老者提供生活津貼試驗計劃
- 護老同行計劃
- 外傭護老培訓試驗計劃
- 智友醫社同行計劃
- 離院長者綜合支援計劃
- 支援在公立醫院接受治療後離院的長者試驗計劃
- 全城認知無障礙大行動

　　這篇先簡介中心為本的護老者支援服務、醫管局病人資源中心，以及醫院與長者地區中心合作的「智友醫社同行計劃」。

1．中心為本的護老者支援服務

　　長者地區中心及長者鄰舍中心一向提供護老者服務，2018 年 10 月起政府撥款給全港 41 間長者地區中心及 120 間長者鄰舍中心，各增聘四名和兩名社福人員支援照顧者，目標每年各服務 100 名及 50 名「有需要護老者」(needy carers)。

既有護老者服務

對象	照顧 60 歲以上長者的照顧者
服務內容	1. 護老技巧訓練 2. 小組及康樂活動 3. 義工支援 4. 護老資源及復康器材借用 5. 轉介服務及諮詢服務 （如申請長期照顧服務）

2018 年後新增的「有需要護老者」服務

對象	照顧 60 歲或以上體弱長者（行動不便、體弱或患有認知障礙症）的照顧者，或照顧壓力較高、身體狀況較差及高齡的照顧者
服務內容	1. 陪診、護送及代購服務 2. 中心暫託或上門看顧服務 3. 外展服務 （主動發掘社區上的潛危、隱蔽照顧者）

服務詳情   長者地區中心   長者鄰舍中心

INTERVIEW

博愛醫院王東源夫人長者地區中心

跟進有需要護老者

　　博愛醫院王東源夫人長者地區中心服務經理張詠嫦從事安老服務 16 年，她指在 2017 年多宗慘案發生之前，社福界也有護老者的概念，但定義很模糊：「一號屋這位婆婆，經常和二號屋那位婆婆去飲茶，有時候會噓寒問暖，就已經是護老者。」

　　長者中心過往服務的護老者，其實都是長者中心的活躍會員，服務設計和提供給長者的服務差不多，主要是健康資訊、照顧技巧講座及減壓興趣班。這批會來中心找服務的照顧者，求助意識較高。

為照顧者搭建轉介網絡

2018 年起負責「有需要護老者」服務以來，張詠嫦和團隊一直希望擺脫以往的活動模式，加強地區聯繫及外展工作，發掘及支援社區裡的潛危照顧者。她和團隊花了很多工夫搭建轉介網絡，包括擺街站及聯絡醫院病人資源中心、申請長期照顧服務的單位社工及其他容易接觸到體弱長者的人。

「有需要護老者」服務的對象和過往中心接觸到的照顧者分別很大：「他們的壓力很大，被照顧者很難照顧，無論我怎樣去幫他們，只幫到一至兩成，其餘八成都是孤獨地在家中照顧老人家。」張詠嫦指出，這些「有需要護老者」面對的壓力不僅限於照顧，例如有照顧者因為經濟困難，為了省錢連床墊都不買：「照顧已經好艱辛啦，還要在生活上逼迫自己，變得更辛苦。」又曾遇到同時照顧長

者和五歲兒子的單親媽媽。

　　她指團隊會積極發掘和支援他們在照顧以外的其他生活需要，適時再轉介青少年、精神健康等服務。

地址：元朗鳳翔路 5 號偉發大廈地下 6-11 號

電話：2476 2227

INTERVIEW

明愛元朗長者地區中心

增加上門服務

明愛元朗長者地區中心督導主任馬玉霞接受面書群組「Carers Voice 照顧者大大聲」的照顧者訪問時指出，中心增聘了護理助理和保健員，支援上門看顧及中心看顧服務。照顧者需要休息、出門獨自處理事務時，中心職員可為他們患有認知障礙症的親屬提供陪診、中心暫託、上門看顧、認知訓練服務，上門服務可長達六小時。

馬玉霞說，各區的長者中心提供保健員上門服務，費用全免，不過不同中心預約服務的時間不一樣，建議一星期前登記，讓保健員及早了解照顧細節，有需要時也能提供緊急服務。

照顧者 Monica 提到部份照顧者自尊心較重，未必願意到中心尋求協助。馬玉霞指「有需要護老者」服務會以外展形式推行，中心職員會主動在社區接觸個案，例如透過護老拉筋班等軟性手法，接觸及連結照顧者。

地址：新界元朗水邊圍邨盈水樓地下 11-20 號
電話：2479 7383

照顧者大大聲：　　　　　　影片：
長者地區中心 點幫照顧者？

INTERVIEW

基督教香港信義會馬鞍山長者地區中心
鼓勵資深與新手交流

馬鞍山長者地區中心每月會舉辦一次照顧者同學會，高支援需要護老者服務服務主任李海珊表示，希望借此鼓勵資深護老者與新手交流，並彼此勉勵。

同學會除了在中心聚會外，有時會夥拍鄰近食肆舉辦烹飪活動，照顧者可以品嚐食物及手沖咖啡，期間糅合靜觀元素，間中也會有參觀、遠足等戶外活動，以及詩歌班、水彩畫班及無障礙社區巡演等。活動期間，中心會提供長者看顧服務和認知訓練服務。

地址：新界沙田馬鞍山錦泰商場 1 樓

電話：3124 7633

INTERVIEW

香港西區浸信會長者鄰里中心

護老樂園

「護老樂園」有兩名社工和一名輔導幹事專責護老者服務，主要提供單對單的輔導服務、隔月茶聚同行小組、外傭培訓小組及課程等。中心也有護老者訓練小組、講座及興趣班。西區浸信會長者鄰里中心李姑娘說，活動以音樂、藝術為主，希望為照顧者提供喘息空間。

中心設有護老資源閣，包括護老服務介紹、護老書籍、伸展運動資料等。照顧者可借用復康用品包括輪椅、枴杖、助行架、枴杖椅，最多借用四星期，可向職員查詢續借。

中心也有提供護送服務，範圍包括山道至西邊

街一帶，只限由中心附近來回長者住處，須於一星
期前申請。李姑娘表示，中心有暫託服務，惟因人
手和空間較有限，對象只限中西區居民，且長者須
有一定自理能力。

地址：香港西營盤第三街 206 號毓明閣一座地下高層

電話：2857 2405

2. 醫管局病人資源中心

所有公立醫院都有病人資源中心,有社工為病人及照顧者提供服務,就算不是住院病人,僅使用門診服務,也可以到資源中心求助。部份醫院聯網更會與區內社福機構合作,讓病人在輪候醫療服務期間有社工跟進。

主要服務內容

1. 病人家屬活動

照顧者工作坊、家屬分享會，提升健康管理能力、照顧技巧及適應能力，紓緩照顧帶來的情緒壓力。

2. 聯繫不同社區資源

定期與長者地區中心、長者鄰舍中心、復康機構及病人組織聯繫，建立轉介機制、合辦攤位活動，讓病人及家屬掌握社區資源，提升出院後復康的信心。

3. 心靈關顧服務

基督教院牧部、天主教牧靈部、佛教心靈關顧服務等。

伊利沙伯醫院病人資源中心主任鍾振邦說，病人資源中心與長者地區中心的最大分別，是前者的醫護資源和人手較豐富、服務較不受年齡限制。

病人資源中心會為不同病類設立病人和照顧者自助組織、互助小組和 WhatsApp 群組，加強病友、家屬之間的聯繫，並舉辦交流會和研討會等，就醫院服務提供意見或討論預設醫療指示等。

病人資源中心會與區內社福機構合作，例如港島西醫院聯網內五間病人資源中心會和四間港島區的社福機構合作，推行「醫家友支援計劃」，醫院醫生和社福機構會合辦網上專題講座，並定期在面書介紹照顧資訊和地區社福資源。

醫家友
支援計劃

醫管局病人資源中心名單

照顧者大大聲： 影片：
醫院病人資源中心幫到手？

照顧者大大聲： 影片：
在病人資源中心影全家福
聽到家人心聲

3. 智友醫社同行計劃

　　在公立醫院確診患有認知障礙症後，有機會由公立醫院轉介到長者地區中心的人士，可加入智友醫社同行計劃。

　　長者地區中心會額外聘請護士、物理治療師、職業治療師及社工，為長者制訂護理方案，因應長者及其照顧者的需要，安排訓練活動和服務。醫管局和長者地區中心的計劃團隊會定期舉行個案會議，跟進長者的身體、情緒、服藥及照顧者的照顧狀況。

服務對象：

▪ 年滿 60 歲

▪ 經醫管局老人科或老人精神科轉介確診患有輕度或中
度認知障礙症的病人，或由長者地區中心識別懷疑出
現早期認知障礙症症狀的會員

（醫管局及長者地區中心評估長者情況後，會邀請合適
長者參與。由醫管局確診患有輕度認知障礙症的長者，
一般會獲優先考慮參與計劃）

服務內容：

為長者：

▪ 提供認知訓練

▪ 提供復康訓練

▪ 家訪，評估家居安全及家居改裝

▪ 教授社交技巧

▪ 增強自理能力，提供護理、服藥指示

為照顧者：

- 提供照顧講座：病理、壓力管理訓練、護理及照顧長者知識、照顧規劃

- 設立焦點小組：同路人支援網絡、照顧技巧、處理長者期望、社區資源

- 舉辦親老班：親老減壓活動、認知訓練

服務期限：

五至九個月，中心會將部份智友醫社畢業的長者和照顧者個案，分別轉介至中心的認知障礙症服務及護老者／有需要護老者服務，繼續跟進和提供支援

申請手續：

- 於醫管局轄下老人科或老人精神科覆診，並確診為輕度或中度認知障礙症的長者，可向主診醫生查詢

- 懷疑出現早期認知障礙症徵狀的長者地區中心會員，可向所屬的長者地區中心查詢

費用：

每月 $150

以下長者可獲豁免：

- 正領取綜合社會保障援助（綜援）

- 正領取長者生活津貼

- 獲政府醫院及診所醫療費用減免（不包括獲得一次性減免的人士）

參與計劃機構名單：

INTERVIEW

明愛元朗長者地區中心

智友醫社同行計劃

　　明愛元朗長者地區中心與新界西醫院聯網合作智友醫社同行計劃，中心督導主任馬玉霞形容：「這是跨界別的合作，有醫生、資深護士、治療師，這樣的人手架構，在長者地區中心是破天荒。」

　　醫管局的資深護士會先評估長者的認知狀況及照顧者的壓力，經醫生篩選和評分，將個案轉介至長者地區中心。中心團隊會作家訪，評估家居安全，再提供有系統的中心認知訓練。「服務是長期的，因為我們認為非藥物治療是需要持久的，起碼七至九個月。」中心會為交通不便的人士提供義工護送服務，照顧者也可選擇領取交通津貼。

「認知障礙症人士來中心上堂，隔壁房間就會開一些照顧者支援小組、減壓小組、資源分享小組、照顧技巧小組等。」馬玉霞說，中心會為照顧者舉辦較輕鬆的活動，包括飲茶、外出和探訪院舍等。

計劃完結後，中心會延續服務，但由於人手及地方有限，服務次數會較疏，由一星期一次認知訓練改為兩星期一次。照顧者 Eva 擔心訓練減少，或會加快患者的退化速度，馬玉霞解釋：「社署希望照顧者來到，會配對到合適的服務，有些個案會申請我們的護老者服務，接收個案後我們的同事會提供 sitting（看顧服務），可以是中心看顧或到戶看顧，在看顧期間提供認知訓練。」

照顧者大大聲：
長者地區中心
點幫認知障礙症人士？

影片：

使用過的政府服務

心得

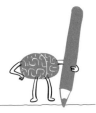

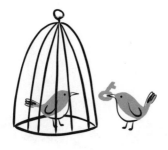

4 | 搵地方 暫託照顧

突然需要辦事情、想抽空見親友、希望有個人休息時間……這對照顧者而言不易安排。社聯研究指超過七成受訪照顧者認為,暫時離開照顧崗位是「非常困難」或「頗困難」,而最多照顧者希望有地方可以暫託被照顧的長者。

政府第二類津助照顧者的服務就是暫託,包括住宿及日間。

社福機構近年透過不同慈善基金支持,提供更多彈性的暫託服務,希望照顧者不需長期「困獸鬥」。

1. 政府津助暫託服務

外傭放大假、長者剛出院、照顧者需要喘息放假等，都可以申請政府津助的暫託服務：

日間暫託

截至 2022 年 9 月，社署透過 93 間長者日間護理中心提供 231 個日間暫託名額。

- 年滿 60 歲的長者

- 社工判斷為適合群體生活，例如沒有侵略或暴力行為

- 無傳染病

服務期限：

每次最多使用三個月，然後重新輪候

申請手續：

- 照顧者及長者可直接向日間護理中心查詢及申請，也可經由長者地區中心、長者鄰舍中心、綜合家庭服務中心轉介，住院長者可經醫務社工轉介
- 長者毋須經過「安老服務統一評估機制」評估，但須見日間護理社工了解情況

費用：每日 $41.5

開放時間：

周一至六 8am-6pm，個別中心或會延長時間

輪候時間：

- 視乎各中心名額及空缺，輪候時間由三個月至半年不等
- 如有緊急需要，可直接聯絡中心，視乎空缺情況安排

查詢：

中心地址及暫託名額

住宿暫託

截至 2022 年 9 月，社署透過 188 間津助、合約及私營安老院提供 332 個暫託宿位。

服務對象：

▪ 年滿 60 歲　▪ 無傳染病

▪ 需要長期照顧，但親友短期內因事未能予以照顧

▪ 社工判斷為體格及精神適合群居生活環境

▪ 健康及自我照顧能力符合院舍入住要求

▪ 暫託期滿後，家人必須接回家照顧

申請手續：

▪ 須由社工轉介，可聯絡長者地區中心、長者鄰舍中心、改善家居及社區照顧服務、家務助理隊，以及其他社署的綜合家居照顧服務隊、綜合家庭服務中心、醫務社會服務部

▪ 如在非辦公時間有迫切住宿需要，可直接聯絡提供暫託宿位服務的私營安老院

服務期限：

- 12 個月內最多住 42 天，可分多次入住

- 每次入住不可少於 1 天、不可超過 6 星期

費用：

- 安老院宿位：每日 $52

- 護理安老宿位：每日 $62

- 合約安老院舍宿位：每日 $62

- 護養院宿位：每日 $72

輪候時間：

由於申請人數眾多，部份地區需輪候逾一年，最快需提早半年申請

查詢：

空置宿位查詢系統

這些津貼暫託費用便宜,可是名額有限,部份需輪候數月,難以解決緊急需要。日間暫託服務沒有上門接送服務,最多安排巴士在樓下接送,一些照顧者未必可以配合。

政府委託香港理工大學進行的照顧者研究報告指出,照顧者不知道有暫託服務。香港婦女中心協會回應指政府應正視名額不足、申請程序複雜的問題。社聯則建議政府在 18 區設立「照顧者社區支援隊」,由社工介入及組織鄰里,為有需要的照顧對象提供簡單暫託服務,應付照顧者的緊急需要。

STORY
認知障礙症人士難使用

　　照顧者非常需要暫託服務，但除了輪候需時，患者也不易適應陌生環境。照顧者 Ada 的父親患有認知障礙症，不時會走失，母親需日夜看管。Ada 很想和母親去旅行，放鬆一下，因為母親年紀也大，身體比父親更弱。

　　「我想過申請政府的長者住宿暫託服務，但就算預早申請輪候，也因為父親會遊走，院舍不肯照顧。」無論津院和私院均表示，若患者堅持走動，有可能被限制行動。「我不想我們去旅行，父親卻要關在院舍，甚至被綁在床上。現在我們勉強找到方法照顧，萬一在陌生地方，父親病情變差，那日後照顧就更難了。」

2. 暫託試驗服務

INTERVIEW

博愛醫院 - 照顧者花園在美孚

暫託認知障礙症人士

博愛醫院社會服務副總監（安老服務）單淑勤解釋：「一般人理解暫託都係護理暫託，長者體弱要搵人幫手照顧。但一個認知障礙症老人家如無其他身體缺損，佢只不過認知差咗、記性差咗，屋企無人睇住會有危險，我哋主要幫手睇住呢班老人家。」中心暫託以「行得走得」的認知障礙症人士為目標，讓照顧者可以抽時間辦事。

服務對象：

輕中度認知障礙症人士的照顧者

服務內容：

為照顧者：

- 提供暫託服務，需提前查詢及預約

- 舉辦減壓活動，包括瑜伽、頌缽、遠足、手工藝班等

- 每月定期主題講座、照顧者茶聚

- 熱線：資源諮詢、情緒支援

為認知障礙症人士：

- 舉辦健腦活動、認知訓練

費用：

視乎活動而定

- 茶聚、Zoom 課程等活動：免費

- 活動期間暫託：免費

- 活動時段外暫託：每小時 $100

開放時間:

周一至周六:9:30am-6pm,周五延長至 7pm

周日及公眾假期按需要提供暫託服務,可向中心查詢

查詢:

地址:美孚新邨荔灣道街市
　　　天橋底

電話 / WhatsApp:9171 9593

面書專頁　　成為會員

負責暫託的護士陸細茵表示,暫託時段很自由,會按照長者的身體狀況及需要安排活動。「朝早會帶佢去公園做運動,有時甚至會 set 一枱麻雀,佢哋好開心喇!」她笑著分享,有一位輕度認知障礙症婆婆很喜歡打麻雀,「一見到麻雀個人就『叮』一聲醒晒,平時行路比較差,但打完麻雀佢可以行到,我都覺得好神奇,麻雀真係咁大威力!」

暫託期間,陸細茵會乘機留意長者的健康變化,

提醒家人注意。她憶述有一位婆婆，每次暫託後都會由她送回家，「會問佢行邊條路、搭幾號軚，每次都要佢自己撳軚」。但自從請了工人後，有人管接管送，「問婆婆住幾多樓，佢話『唔記得啦』」。她建議家人多給予婆婆一些自理空間：「佢有能力嘅，好多嘢唔係做唔到。就算洗碗洗得唔乾淨，咪叫工人洗多次。」

暫託以外，中心會定期舉辦健腦班、減壓活動、講座和茶聚。長者上堂期間，照顧者可以留在中心等下課，也可外出辦事或「鬆一鬆」。

服務經理李婷婷笑言：「所以我哋用健腦活動做包裝，實質上做緊託管。」曾有照顧者反映，長者使用服務後會做出一些「超出認知嘅嘢」，「例如以前唔食嘅嘢，喺家肯食，呢啲突破令照顧者有正面衝擊」，慢慢建立信任後，便更願意帶長者來。

STORY
暫託時學放手

Amber 與患輕度認知障礙症的媽媽相依為命，感情要好。雖然曾經想過請工人，但媽媽不喜歡，於是 Amber 辭工照顧。Amber 帶媽媽去照顧者花園參加健腦班，由於不放心，每次都寸步不離。

護士陸細茵發現女兒管教嚴厲，令媽媽有無形壓力，無法放鬆上堂。Amber 坦言：「阿媽有病，我一定要跟住㗎，跟漏一眼佢就出事！」

陸細茵提議媽媽上堂時，Amber 可在門外等候，給各自一些空間。她照做後，媽媽在課堂上明顯活躍多了，變得非常多話。從不下廚的她，更乖乖地學包餃子、整豆腐花。Amber 覺得很開心：原來媽媽病了，但能力仍然很高。

有時聊著聊著，想到媽媽有日會不在，Amber便會眼濕濕。「唔好將生活擺晒落阿媽到，你都需要有自己嘅生活。」陸細茵提醒。

　　Amber 慢慢打開心扉，並開始學習放手；間中去中心做義工時，她甚至放心媽媽獨自留在家中。除了讓自己唞唞，也給予媽媽獨處空間。

使用過的暫託服務

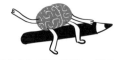

心得

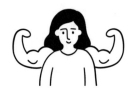

5 ｜ 搵個人 跟足全程

「應該由（長者）確診開始，已經有一條龍服務，有人跟，話我知應該點做、有咩路可以行，跟進我的情緒。」照顧者 Eva 認為，其實她最需要的是「無縫」個案管理，說出不少同路人心聲。

「新手照顧者真係會好迷惘。到底係咪行呢條路？要搵咩科醫生？想有一個明燈、一個明確的崗位話畀我哋知，當懷疑屋企長者有狀況，之後成條路應該點行。」照顧者文文認為很難找資訊，希望有社工跟進。

　　2017 年一宗雙老悲劇震撼社會：81 歲黃伯眼見中風太太身體每況愈下，但他無法負擔安老院費用，又不懂找社工幫忙，擔心自己死後無人照顧太太，最終在絕望下殺妻。黃伯接受傳媒訪問時提到：「嗰陣時真係叫天唔應、叫地唔聞，我哋唔識搵社工，亦都唔知搵咩窿路搵。」

　　香港照顧者希望從長者確診認知障礙症等長期病開始，就有「專家」例如醫護或社工，可以轉介所需的服務，並且持續跟進，無間斷地支援整個歷程。

　　照顧者口中提到的「專家」，提供的是個案管理服務。目前使用院舍服務券的照顧者，在社署有個案管理員跟進，社福界近年也積極發展個案管理服務，部份針對個別疾病，部份針對不同的照顧階段。

個案管理三部曲

由個案管理員例如社工，評估服務使用者需要，然後提供相關的社區照顧及院舍服務，並持續跟進。照顧者不用大海撈針找服務。

1. **辨識有需要個案，評估需要**：透過問卷、訪談等形式了解照顧者的處境，包括被照顧者的情況、照顧者的身體及精神狀況、自我照顧能力、支援網絡等，從而識別出高危及潛危照顧者。

2. **制訂及執行服務計劃**：就照顧者的需要提供服務、申請及轉介社會資源。

3. **持續跟進**：定期檢視被照顧者的病情、照顧者的個人及家庭情況等，建議合適的服務。

INTERVIEW

復康會社區復康網絡

SMARTCare 好好照顧
支援各類長期病患

　　復康會很早已發展中風後的復康支援，並和醫院建立合作關係，後來服務陸續由中風發展到多種長期病，包括認知障礙症；服務對象也由患者伸延到照顧者。2021 年復康會把長期病患者的照顧者支援計劃改名「SMARTCare 好好照顧」，並擴展至旗下六間中心。

服務對象：

即將跌入高風險的照顧者 / 高風險的照顧者

服務內容：

- 評估照顧者需要，協助制訂照顧風險規劃，按不同照顧階段提供指引及配對服務

- 病科服務社工及畢業照顧者諮詢服務、情緒支援

- 照顧技巧訓練（疾病、藥物管理及照顧技巧）

- 個人健康管理

- 社區資源

- 暫託、陪診

費用：

免費

申請手續:

- 於醫管局轄下老人科或老人精神科覆診,並確診為輕度或中度認知障礙症的長者,可向主診醫生查詢
- 懷疑出現早期認知障礙症徵狀的長者地區中心會員,可向所屬的長者地區中心查詢

查詢:

復康會社區復康網絡經理馬麗霞坦言,在照顧過程中,照顧者往往被忽略:「病人在醫院裡有檔案,但照顧者沒有,有什麼頭暈身熱的時候,照顧者不會是主要支援的對象。」馬麗霞主動問同事:接觸這麼多長期病患的家庭,誰會是「高危照顧者」?她歸納有三類:

1. 被照顧者病情複雜

▪ 患有腦科疾病，包括認知障礙症、腦受損、中風或柏金遜症

▪ 同時患有多種長期病，「老人家的衣食住行，照顧者要參與好多。」

▪ 患有較複雜、罕見的病類，難找復康服務支援

2. 沒有後備照顧者

▪「冇替代人手，或者本身冇攞社區資源，要獨力搞。」

3. 面臨重大轉變

▪ 患者病情急轉直下，「可能病情突然由初階變中度，例如柏金遜症、中風，初期行得走得，變咗中度、嚴重。」

- 照顧環境轉變，「離院返屋企，或者由屋企轉院舍、院舍返屋企，係好大 transition（過渡）。」
- 照顧者健康轉差

團隊會先評估，按風險程度提出相應的照顧規劃和配對服務。可能患者本身並不屬以上三類高危情況，可是照顧者自覺壓力非常大：「好憂心好 worry」，團隊也會視乎需要，提供適切的服務。

「介入點並不應是風險最高的時候。」馬麗霞表示，應盡早讓照顧者和家庭知悉社區有什麼資源，讓照顧者和患者更好地管理健康。

對於中風家庭，團隊會額外提供「My Stroke Guide 陪住您‧中風照顧者支援計劃」，透過網頁展示剛中風、準備出院、回到社區三個過程中的照顧貼士和社區資源。照顧者可選擇個別或小組的

專人諮詢、交流活動、教育課程等，由社工和資深照顧者解答個別照顧者的疑難，教下一步怎樣做。

「我們發現如能在首三個月解答照顧的疑問或提供社區資源，已可釋除照顧者的憂慮，大概有方向知道怎樣去照顧。在情緒支援方面，可令他們感覺不是只有自己一個人。」馬麗霞說，這樣的個案跟進模式會擴展至其他病類的照顧者。

至於晚期照顧，復康會一直是賽馬會安寧頌「社區安寧照顧計劃」的主要服務提供機構，團隊可上門支援患者及照顧者，協助討論預設醫療指示，讓最後一程仍能維持有質素的生活。

INTERVIEW
救世軍護老者服務
按照顧階段配對服務

　　油尖長者綜合長者服務高級主任邱文俊指，救世軍的服務包括長者中心、家居服務、日間護理中心及院舍，覆蓋長者被照顧的整個過程。隨著年齡增長，被照顧者需要及照顧者擔當的角色都會改變，故服務會貫徹「持續照顧」理念。

服務對象：

60 歲或以上長者的照顧者

服務內容：

階段一：預備照顧

▪ 社區教育及宣傳

▪ 介紹社區資源

階段二、三：開始照顧、進入照顧

▪ 社工跟進個案，並提供輔導、轉介服務

▪ 舉辦訓練課程，例如教導扶抱技巧，或講解中風、高
血壓、骨折、認知障礙症等知識

▪ 支援及關顧小組，義工會定期打電話關顧會員

▪ 兩條諮詢熱線，另會透過 WhatsApp 分享資訊

▪ 復康用品租借服務，另有營養補充品、凝固粉、成人
紙尿片等購物優惠

▪ 社交康樂活動及減壓課程

階段四：完成照顧

- 善終、善別輔導服務

- 生死教育

階段五：重整生活

- 情緒、再就業支援

- 培訓畢業照顧者成為義工，協助同路人

- 推動關注護老者權益，可加入護老者協會

費用：按不同服務及活動而定

查詢：

地址：九龍油麻地永星里 11 號 3 樓

電話：2782 2229 / 2782 0929

網站　　　　　　面書專頁

中心目前約有 700 名會員，每年續會時，社工都會致電了解最新照顧狀況。油尖長者綜合長者服務隊長朱佩珊解釋，照顧歷程受長者及護老者的身體、經濟及家庭狀況影響，「好多時會出現突發嘢，即使係一個好有經驗的照顧者，但老人家情況突然轉差，例如中風要臥床，照顧方法已經好唔同，佢要重新學習點照顧。」

　　「護老者需要護老規劃。」朱佩珊強調：「不止是身後事，而是準備身體變差，需要照顧者留在家裡，還是去院舍？醫療如何安排？」

護老者協會

救世軍早在 1988 年已提供長者照顧者服務，2003 年由資深照顧者成立「護老者協會」，這是香港首個照顧者組織，讓護老者交流意見，並定期向政府反映狀況及建議政策，每年與安老事務委員會會面。

社工關嘉慧解釋，成立協會因發現護老者面對的照顧狀況，並非服務層面處理到，而是需要不同政府部門合作推動政策，「例如『無障礙』，護老者推長者坐輪椅去商場、搭車都面對好大問題。我哋覺得需要透過佢哋自身經歷，向政府反映需要……令護老者知道佢哋有需要係可以發聲，可以自己講出嚟，有信心向外界表達。」

INTERVIEW

明愛賽馬會照顧者資源及支援中心

一站式健康管理服務

提供一站式專業團隊服務，包括社工、護士、物理治療師、職業治療師等。社工評估長者及照顧者情況後，會安排護士及治療師上門支援，提出照顧建議。收費廉宜，並可使用醫療券。

服務對象：

長者及其照顧者

服務內容：

1. 專業團隊上門

- 護士家訪評估，包括健康及體格檢查、慢性疾病風險、護理技巧、藥物管理

- 職業治療師做家居評估，提出改善家居環境佈置、認知訓練的建議

- 物理治療師上門評估長者跌倒風險

2. 護士護理

- 定期體格檢查、健康講座、軟餐製作體驗、護理技巧訓練、音樂及藝術治療，甚至上門教外傭做軟餐

3. 物理治療陽光再現計劃

- 物理治療師為照顧者提供一對一治療,另有復康運動、針灸及香薰治療,處理痛症及提升身體活動能力
- 須經社工轉介,並持有醫生發出的物理治療轉介信

4. 觀眼知風及腦動力計劃

與中大醫學院合作,透過觀察長者及照顧者的視網膜,分析其患上中風及認知障礙症的風險,並由中心安排一站式跟進:

- 護士做身體檢查,包括 BMI、血糖、血壓、血脂、心電圖及骨質密度測試
- 物理治療師進行功能性運動測試(FMS),識別功能限制和不對稱發展
- 社工度身訂造中心活動及健身運動建議,例如體能鍛煉、認知訓練、社交技巧及減壓活動

費用：按不同服務及活動而定　　　　收費表

開放時間：周一至三、六 9am-6:30pm

　　　　　　周四、五 9am-9pm

查詢：

地址：將軍澳調景嶺翠嶺里 2 號明愛專上學院 9 樓

電話：3892 0101 / 3892 0100

WhatsApp：5277 3500　　　網站　　　　面書專頁

　　照顧者也可以參加中心舉辦的課程，「活動有唔同系列，例如精神健康，或是 knowledgeable（知識性）啲。」高級督導主任徐鳳儀指，為了方

便在職照顧者，部份活動會在夜間舉行：「試過搞飛鏢班、軟餐，講外傭照顧技巧又有，試緊護老者願意參加邊啲。」

中心佔地近萬呎，大廳劃分為衣、食、住、行四區，模擬出浴室、廚房和睡房的家居環境，陳列樂齡科技產品如輪椅、離床警報器、漏水警報器、各類防跌及防走失用品。部份產品可讓參觀人士試用：「如果想知老人家係咪合適，我哋有職業治療師畀意見，因為都唔平，唔好亂買，有專業意見好啲。」

照顧者可以掃描產品上的二維碼，向供應商直接購買。中心會定期舉辦課程，由職業治療師介紹最新樂齡科技器材。

INTERVIEW

耆智園

認知障礙症一站式服務

　　為認知障礙症人士及照顧者而設的一站式服務中心，由醫生、護士、治療師等組成團隊，服務包括初期認知障礙症評估、日間中心及住宿服務，與其他中心最大的分別是不會使用約束物品，而且傢俱和室內設計都是為認知障礙症人士而設。

　　照顧顧問（護理）黃慧玲指，每位長者都有個案經理持續跟進，為長者度身訂造護理及訓練服務。例如一旦發現長者住院期間有失禁問題，會找家人商討處理方法，「可能帶佢（長者）開始如廁訓練，如果都解決唔到，可能要同屋企人講，慢慢開始用尿褲、尿片。」

她強調，個案經理會與照顧者保持聯絡，一起面對整個認知障礙症的照顧階段，「盡量和家人同行，教他們面對呢個病，早啲了解、早啲介入。」

服務對象：

認知障礙症人士及其照顧者

服務內容：

記憶診所

由註冊醫生為懷疑認知障礙症人士提供記憶評估、照顧程度評估及臨床診斷，可讓跨專業醫護團隊及社工盡早介入。

日間中心服務

個案管理形式跟進，為確診認知障礙症人士度身設計護理和訓練計劃，例如每日進行多元認知訓練和復康活動，減慢退化。中心亦會安排有需要長者接受西醫診症、營養師諮詢、言語治療、職業治療、物理治療等。

住宿服務

護理人員為認知障礙症人士提供全面照顧，同時專人以個案管理形式持續跟進，按需要安排接受日間中心提供的護理及訓練服務。

費用：按不同服務及活動而定

查詢：

地址：新界沙田亞公角街 27 號

電話：2636 6323

照顧者熱線：2333 2393

網站

面書專頁

賽馬會早發性腦退化症支援計劃

由耆智園推行、以早發性認知障礙症人士為服務對象的先導計劃，協助早發性認知障礙症人士及其照顧者制訂未來計劃，並提升照顧者的知識和技巧。

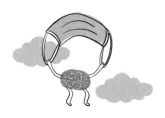

服務對象：

懷疑或確診有早發性認知障礙症人士及其照顧者

計劃期限：

暫定至 2024 年 10 月

服務內容：

1. 為未確診者提供一次診斷及檢驗服務

2. 專職個案經理跟進確診者，協助制訂「安康行動計劃」，即規劃人生、財務及預設照顧

3. 三至六個月後續服務，包括：照顧技巧及溝通策略、照顧者面對壓力的方法、社區資源攻略、轉介專科或專職諮詢服務

費用：免費

「護老藍圖」護老者支援計劃

由四間機構為不同地區照顧者提供服務。明愛香港仔長者中心計劃主任陳威順表示,社工會提供六個月或以上的個案跟進服務,並在前、中、後期三個照顧階段,利用香港城市大學研發的問卷,針對照顧者的情緒、困難及照顧方式,了解各類支援服務的效用。

「照顧計劃是否合適,需否改變?有問卷結果後,會針對照顧者需要商談。」陳威順指服務對象是急需支援的長者照顧者,目標是發展出一套標準的服務支援模式,讓業界參考,城大整合數據後會發表研究結果。

服務對象:

- 新手或有急切需要、年滿 21 歲、面對情緒壓力的長者照顧者
- 無償為年滿 60 歲長者提供最少一項日常照顧,例如準備膳食、家務、交通、藥物管理、餵食等
- 過去三個月沒有接受正式而具治療性質的服務

服務內容：

壓力評估、情緒輔導、社交支援、上門探訪、服務申請及轉介

服務期限：

持續六個月或以上（至 2023 年 3 月）

費用：免費

查詢：

浸信會愛羣社會服務處（新界區）：2743 5626 / 2433 6414

香港基督教服務處（九龍西）：2387 9951

循道衛理中心（港島區）：2527 4107

明愛香港仔長者中心（南區）：2538 7777 / 3543 5920

明愛中區長者中心（中西區）：3589 2501 / 3589 2364

東華三院 柏悅長者優質照顧服務站

社工會持續跟進照顧者及長者的需要，提供照顧建議及轉介資源。2022 年 7 月推出針對照顧者的「遊歷照護之旅」，舉辦照顧訓練工作坊、身心靈課程、同路人分享。照顧者免費登記成為「柏悅之友」後便可報名參加。

服務對象：長者及其照顧者

服務內容：

社工提供照顧建議及轉介資源、舉辦照顧訓練工作坊、身心靈課程、同路人分享、認知障礙症初期檢測服務

服務期限：持續六個月或以上

費用：

- 按不同服務及活動而定
- 認知障礙症初期檢測服務：會員 $30、非會員 $50

查詢：

地址：上環禧利街 2 號
東寧大廈 17 樓 1702 室
電話：2815 7838

網站

面書專頁

基督教靈實協會 靈實全護通

由社工、護士、保健員等為長者提供照顧及復康服務。有需要的長者或照顧者填妥申請表格後,中心會安排護士評估,與照顧者商討護理方案,並提供相應護理及院舍轉介服務。個案經理會持續跟進長者情況,定期更新照顧計劃。

服務對象:

長者及其照顧者

服務內容:

1. 上門護理

- 護士上門評估,建議合適的復康和照顧計劃,專業團隊提供照顧及護理服務
- 治療師協助改善家居設置並提供家居訓練

2. 日間護理及復康

- 為長者提供暫託、護理、復康訓練、認知訓練等服務，可安排復康巴士接送

3. 院舍住宿

- 轄下兩間院舍為長者提供照顧及醫護服務，當中位於將軍澳的胡平頤養院設有照顧認知障礙症長者的獨立樓層

4. 「鬆一Zone」

- 定期舉辦照顧技巧訓練和減壓班，支援及培訓照顧者

費用：

視乎服務而定，轄下五間服務單位可使用「長者社區照顧服務券」

查詢：

電話：2663 3001

網站

申請表格

照顧旅途最需要的建議

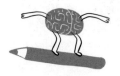

什麼人幫到手？

6 ｜ 搵個人 頂一頂

認知障礙症人士拒絕去陌生地方，照顧者就希望可以有到戶看顧、家務助理，或者義工可以上門幫忙。

有社福機構則著力發展「後備照顧者」，協助照顧者與親友溝通，當無法照顧時，身邊也有人可以幫手。

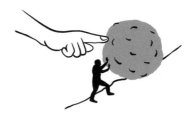

1. 尋找後備照顧者

INTERVIEW

愛羣 CARE 學院

設立預設照顧指示

浸信會愛羣社會服務處長者服務地區督導主任黃銀中憶述，曾有一位患癌的 68 歲婆婆，因子女們工作繁忙，故獨力照顧患認知障礙症的丈夫。婆婆壓力很大，常說「如果我有咩事，就冇人睇佢，唔知佢會點」。

社工建議婆婆找一名家人做後備照顧者，有需要時接力照顧。婆婆找了女兒擔當這角色，社工於是偕兩母女開會，了解伯伯的衣食住行情況，並記錄下來。安排妥當後，婆婆坦言：「成個人輕晒。」

服務對象：

所有類型的照顧者

服務內容：

1. 按照顧者的意願和需要，協助制訂緊急後備方案，以便有需要時有人接手照顧

2. 社工會先了解照顧者及被照顧者的情況，然後聯同後備照顧者商討後備安排，從中協調及提供建議

3. 社工接獲照顧者通知後，會立即通知後備照顧者，啟動後備方案

費用：免費

查詢：

地址：九龍荔枝角道 168 號萬盛閣 1 樓 C 室

電話：3188 1633

網站

面書專頁

「前線同事留意到好多照顧者獨力承擔照顧工作，唔識關心自己，去到自己身體出問題無法繼續照顧時，就會感到自責、內疚。」黃銀中說，計劃理念是未雨綢繆，希望當照顧者因身體不適、離港或其他原因無法照顧時，立即有人接力「補位」。

計劃會安排社工為個案經理，與照顧者一起物色適合的人選，例如家人、鄰居和朋友，並將後備照顧者分成主要和次要執行人，分擔照顧壓力。然後社工會與照顧者、後備照顧者一起開會，了解被照顧者的身體狀況，並詳細記錄其衣、食、住、行習慣，包括吞嚥或食物敏感狀況、飲食喜好、藥物服用情況及位置、覆診安排等，讓後備照顧者掌握情況。

2022年疫情爆發第五波，機構擴大服務範圍，協助找尋後備照顧者時，若無適合人選，會

聯絡相熟社福機構,或由社工跟進。設立預設照顧指示後,機構將每半年跟進情況,並覆審照顧內容。

照顧者大大聲:
浸信會愛羣:照顧者預設照顧指示

影片:

問題是認知障礙症人士未必接受其他人照顧。照顧者 Maggie 的爸爸患有認知障礙症,由媽媽負責照顧。她認為很難找到後備照顧者,因為每當爸爸看不到媽媽,便會非常不安,「即使媽媽入咗醫院,係搵唔到人替代媽媽,我都唔得。我要點樣搵一個後備照顧者呢?」

2. 上門協助照顧

INTERVIEW

賽馬會友「伴」同盟

護老者支援計劃

　　年邁弟弟需照顧患柏金遜症的哥哥，哥哥可自行如廁，需要護理的程度不高。

　　社工安排「替假護老者」上門，讓弟弟可以有自己的時間。「最重要令細佬可以放鬆兩、三個鐘，買個餸都唔使咁辛苦。」香港老年學會總監陳靜宜說，照顧者即使留在家中，「起碼可以入房瞓一陣，或者可以鬆一鬆。」

服務對象：

60 歲或以上長者的照顧者

服務內容：

為照顧者提供最多 30 小時在家暫託服務，並視乎情況增加時數

計劃期限： 暫定至 2023 年 3 月

費用： 免費

查詢：

基督教家庭服務中心（九龍東）：3613 0752

聖雅各福群會（香港島）：5110 0354

救世軍（九龍中）：3905 3380

香港聖公會麥理浩夫人中心（新界西南）：2423 5489

* 其他地區的照顧者，可聯絡就近地區的負責機構

面書專頁

　　陳靜宜指，開展計劃因「覺得照顧者無咗自己」，簡單活動如見朋友、落街剪頭髮都無法安排，「長時間睇住一個體弱長者要好 alert（警覺），好多壓力。如果有信得過的人，可以幫手睇住一個上午，自己去做吓想做嘅嘢。」

　　社工會用問卷及訪談方式，掌握照顧者的身心及經濟需要，提供相應跟進服務，包括安排聚會、健康檢查及身心社靈活動，並配對合適的「替假護老者」或「友伴大使」。

　　四間參與機構招募現役、畢業及準照顧者後，由香港老年學院培訓他們成為「替假護老者」及「友伴大使」，為照顧者提供上門看顧、外出陪診、哀傷輔導等服務。

「友伴大使」提供基本照顧

經機構招募的護老者，須出席 30 小時基本課程，掌握處理壓力、溝通及輔導技巧。然後按照居住地區及經歷配對，支援現役護老者，定期家訪、電話慰問及送上物資。陳靜宜強調：「將佢哋嘅能力同經驗攞返出嚟，用同路人身份幫其他照顧者，比起專業人士或社工，更有心靈支援效果。」

聖公會麥理浩夫人中心負責社工謝翠婷表示，有一名大使照顧患柏金遜症的丈夫十多年，機構於是將她配對給另一位正照顧柏金遜丈夫的太太，「太太覺得多咗個朋友，因為當佢同人講照顧柏金遜症先生，人哋未必明白，但呢位友伴大使就有相關經驗。」

「替假護老者」提供進階照顧

除了 30 小時基本課程外，替假護老者須出席額外 40 小時進階課程，學習扶抱、轉移長者等實務照顧技巧，並且通過職業治療師及護士的考核。

陳靜宜強調替假護老者必須有護老經驗，否則很難注意到一些照顧上的細節：「我哋啲替假護老者一上門，已經留意到間屋安唔安全，點樣照顧老人家、點去廁所、助行架喺邊。」

3. 義工幫手

INTERVIEW
香港婦女中心協會
支援照顧者義工隊

有一位患有癌症的獨居長者，情況不算太差，但家人擔心她一旦跌倒會無法起身，想有義工「傍住」。

香港婦女中心協會教育幹事劉曦蓓指類似情況很普遍：「唔一定吓吓都需要人照顧，但一旦發生咩事，都會想有個人傍住，可能幫手叮嘢食，又可以傾吓偈。」

> **服務對象：**大埔區兒童、長者及殘疾人士的照顧者
>
> **服務內容：**
>
> 日用品代購、小型家居維修、陪診、外出陪伴和上門看顧等
>
> **費用：**免費
>
> **查詢：**
>
> 電話：2654 6066

　　香港婦女中心協會的義工大部份曾參與賽馬會「照顧達人」訓練計劃，經職業治療師和護士訓練超過 60 小時。劉曦蓓表示，提供服務前，中心職員會和義工一起家訪，以釐清照顧者的期望，解釋服務只屬輔助性質：「有咩做到、有咩係做唔到。會唔會有啲事真係好緊急，需要專業人士去處理？我哋就未必做到。」

由於是社福機構的義工，長者家人會比較放心。「因為（義工）有上護理課程，而且啲姊妹做得義工都好有心，佢哋會同老人家傾吓偈，例如患過癌症或者身體唔好、曾經做過照顧角色，（彼此）有相同經驗。交流過程都係一個重要情緒支援。」

上門護理服務

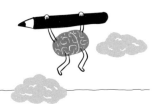

心得

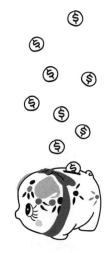

7 ｜ 畀錢最實際？

問照顧者最需要什麼支援，很多時談到最後不約而同均表示：「畀錢最實際。」

這群照顧者有領綜援的，也有來自中產家庭，除了實際經濟需要，也希望可以自主使用政府資源：「你畀錢咁多機構，不如畀錢我，等我決定用什麼服務。」

這章介紹關愛基金的護老者津貼、社署的社區及住宿照顧服務券，以及社福機構推出的照顧者購物優惠。

1. 照顧者生活津貼

關愛基金自 2014 年起以試驗形式，先後推出四期「為低收入家庭護老者提供生活津貼試驗計劃」。雖然有明確的申請資格，但照顧者不能主動申請，而是由社署向正輪候長期照顧服務的長者發信，邀請照顧者申請。

最新一輪計劃於 2021 年 4 月開展，為期 30 個月，現已截止申請，暫未知會否有第五期。

津貼內容：

1. 照顧津貼

- 照顧一人：每月 $2,400

- 照顧兩人：每月 $4,800

2. 培訓津貼

- 社署會轉介合資格照顧者接受支援服務，或建議照顧者參加特定培訓課程，以提升照顧能力

- 實報實銷，每人最多 $1,000

- 培訓時數可計算為照顧時數

申請方法：現已截止申請

查詢：

電話：3422 3090（社署關愛基金組）

　　　2343 2255（社署熱線）

地址：灣仔皇后大道東 213 號

　　　胡忠大廈 10 樓 1007 室

申請資格：

被照顧者：

- 經安老服務統一評估機制的「長者健康及家居護理評估」2.0 評定為身體機能有中度或嚴重缺損
- 正輪候資助長期護理服務
- 居於社區，沒使用任何院舍照顧服務

被照顧者：

- 無薪照顧
- 沒有領取綜援、長生津或傷殘津貼
- 如照顧一人，每月照顧時數不少於 80 小時；如照顧兩人，則不少於 120 小時
- 低收入家庭，每月入息上限不超過：

  一人家庭：$15,100　兩人家庭：$22,000

  三人家庭：$26,800　四人家庭：$33,500

  五人家庭：$40,200　六人或以上家庭：$42,900

計劃推行以來，一直沒有增加津貼金額。立法會秘書處指出，2016 年中期人口統計數字顯示，約有 80 萬長者與家人同住；輪候資助護理服務的長者則約有 7.4 萬人，並且逐年上升。

但首三期護老者津貼獲邀申請的照顧者當中，僅有不足一成人成功領取津貼。而三期合計，僅有 2,450 人成功申請，遠低於目標人數的 6,000 人。

為什麼會出現這個情況？「關注殘疾人士照顧者平台」及「Carers Voice 照顧者大大聲」面書群組收集了一些照顧者心聲。

照顧者 A：「我覺得好㷫，因為政府宣傳唔夠、門檻又好高，好多人都申請唔到。」

　面對處境：正照顧肌肉萎縮症丈夫及罕見病兒子

　申領失敗原因：正領取綜援，故不符資格

照顧者 B：「真係好㷫，收到邀請信時心情好似上咗天堂，但因為門檻好高，我入唔到場，跌返落地獄。」

　面對處境：正照顧小腦萎縮症父親

　申領失敗原因：因本身是小腦萎縮症患者，正領取傷殘津貼

照顧者 C：「擔心，因為津貼名額有限，同埋要政府邀請（才可以參加）。」

　　面對處境：獨力照顧 30 多年後，患柏金遜症的太太終
　　　　　　　於被評為中度缺損，可以申請院舍及社區照
　　　　　　　顧服務

　　申領失敗原因：符合資格，但申請已截止

照顧者 D：「手續『煩』複，審核需時！要社工上門家訪後按情況才可代你申請！」

　　面對處境：已領取兩年津貼

　　她不滿程序繁複，不但要接受社工家訪，並須每月上報
　　照顧情況及填表，申明提供不少於指定時數的實質照
　　顧。但連串程序後，每月可領取的金額只有 $2,000。

其他照顧者獲悉後紛紛表示：「真係好複雜。」有人直言曾向社工查詢，但獲告知照顧年期需達一年以上，才會收到邀請函，「一聽到要邀請函就知無望，社工也沒有詳細解釋。」有人更表示原本不知有這個計劃：「當年我都係朋友傾開，先知有呢類型津貼。」

問題癥結在於，政府一直將支援照顧者的政策，與扶貧政策混淆，只有低收入、沒領取其他津貼人士，才有申領資格。連領取長生津的照顧者也不合資格，等同將雙老家庭拒諸門外。有照顧者認為，津貼應放寬條件，毋須入息審查，惠及綜援及傷津家庭，「唔用扶貧角度，而是欣賞、肯定照顧者身份。」

「關注殘疾人士照顧者平台」批評，有關津貼以試驗形式推行，每期有指定年期及名額，不能惠

及所有照顧者。平台於 2019 年調查顯示，逾半照顧者未聽過有關津貼，而超過九成人認為政府應推出恆常照顧者津貼。

香港社會服務聯會回應 2022 年香港理工大學顧問研究時，也要求政府承擔經濟上支援照顧者的角色，將津貼恆常化、降低門檻及調高金額。

2.照顧服務券

　　社署現有兩項照顧服務券試驗計劃，以「錢跟人走」的模式，讓長者自行選擇服務。兩項計劃同時採取「共同付款」方式，按照長者的入息和資產情況分為幾級，經濟能力愈低、可獲愈高資助金額。

　　跟照顧者生活津貼一樣，社署會向正輪候長期照顧服務的長者發信邀請參與，長者及照顧者不能主動申請。

長者社區照顧服務券

社署於 2020 年 10 月推行第三階段計劃，共有 242 間由社企、津助及私營機構營運的認可服務單位可供選用。社署會審查長者及同住家人的經濟狀況，以釐定長者的共同付款級別。

需留意的是，長者參與試驗計劃期間，其在中央輪候冊上長期護理服務的申請將會暫停。長者如有需要，可透過重新啟動輪候狀態，輪候位置會以原本的申請日期為準。

津貼內容：

採取共同付款方式，按照長者及同住家人的收入情況分為六級，經濟能力低者可獲較多資助。長者需付金額由社區券服務組合價值的 5% 至 40% 不等，政府支付餘額。

共同付款金額級別列表

申請方法：

社署會向正輪候長期照顧服務的長者發信邀請參與

申請資格：

須符合以下所有資格：

- 安老服務統一評估機制評定，獲建議為適合社區照顧
  服務

- 正輪候資助社區照顧服務或院舍照顧服務

- 尚未接受任何院舍照顧服務或資助社區照顧服務

查詢：

電話： 3107 3013

長者院舍住宿照顧服務券

　　社署於 2017 年 3 月推出試驗計劃，讓正輪候護理安老宿位的長者有機會嘗試適應院舍生活，為期最多半年。計劃自 2022-2023 年度起恆常化，名額由 3,000 張增加至 4,000 張。

津貼內容：

採取共同付款方式，按照長者的個人入息和資產情況分為八級，經濟能力低者可獲較多資助。最高每月 $16,036，按年調整。

共同付款金額
級別列表

申請方法：

社署會向正輪候長期照顧服務的長者發信邀請參與

申請資格：

須符合以下所有資格：

- 經安老服務統一評估機制被評為適合院舍照顧服務

- 正在資助長期護理服務中央輪候冊輪候護理安老宿位

查詢：

電話：3107 3280 / 3107 3290

STORY
如何申請服務券？

照顧者 Elaine 的爸爸確診認知障礙症後，正在輪候長期護理服務期間，先後獲社署邀請參加兩項計劃。她自覺非常幸運，很快便回覆參加，並寫明選擇的服務。

申請過程中，Elaine 自行找資料及評估爸爸需要，沒有問社工。她坦言：「社工似乎也不清楚服務券的內容。」她總結說：「政府服務識用和不識用，分別好大。」她作為會計師，也要花上大量心力才找到適合服務，「一般長者怎能處理？」

照顧者花園：
如何申請照顧服務券？

3. 非政府機構

社福機構也有透過不同方式，向照顧者提供經濟上的援助。

當中浸信會愛羣社會服務處 CARE 學院推出「照顧者易達咭」(Carer EPS) 計劃，蒐羅坊間為照顧者提供社區優惠的食肆商戶、醫療機構，向已加入成為會員的照顧者提供間接支援。

照顧者易達咭

　　CARE 學院聯同七間社福機構，籌組照顧者易達平台，並推行照顧者易達咭 (Carer EPS) 計劃。免費入會後，會員會收到介紹最新社區資源及優惠的資訊。

服務內容：

1. 提供以照顧者為本的資訊、社區優惠，包括餐飲、醫療產品及服務、服裝及電子產品

2. 以會員通訊形式介紹為照顧者而設的最新服務

3. 推動社會肯定照顧者的身份和付出

申請方法：

1. 下載並填妥網上表格

2. 親臨服務點遞交

網上表格　　服務點

查詢：

電話：3188 1633

WhatsApp：9549 9705

秘書處地址：太子荔枝角道

168 號萬盛閣 1 樓 C 室

網站　　　　商戶優惠

　　負責計劃的社工李芷蔚說，易達咭上會寫著「I am a carer」，希望和長者咭一樣，給予持咭者一個身份認同。團隊聯絡了不少提供醫療產品和服務、軟餐的社企和商戶，為持咭的照顧者提供優惠，肯定他們的付出。

照顧者大大聲：

有咭有著數？

影片：

照顧筆記

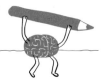

8 ｜ 熱線電話大比併

政府及不同機構提供的服務各式各樣，使用資格及申請方法各有不同——這個時候，打一個電話、有專人即時跟進解難，至關重要。

政府委託香港理工大學進行的研究報告也發現，在眾多服務中，照顧者最常使用的便是諮詢服務。大銀整理了多條主要的諮詢電話，比較它們的服務內容。

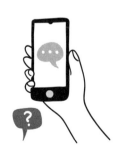

1. 政府常規服務

　　政府並無專為照顧者而設的電話熱線，只可致電社會福利署的一般查詢熱線。照顧者亦可先致電長者地區中心或鄰舍中心，然後要求轉駁至專責支援照顧者的職員接聽。由於各區中心的服務略有差異，建議照顧者致電鄰近居所的中心。

　　社署熱線有社工 24 小時當值，非辦公時間會轉駁去東華三院熱線及外展服務隊，包括深夜及公眾假期。但此熱線並非專為照顧者而設，東華三院社工亦未必能立即接聽，或需先留下口訊以待回電。

社署熱線

服務特色：

24 小時運作，可選擇聆聽錄音系統、或由當值社工接聽，查詢所有福利服務的資料

包括　▪ 一般查詢及即時輔導，包括社區資源諮詢

不包括　▪ 個案管理及跟進

服務對象：

照顧者、公眾人士、其他需要服務支援的人士

聯絡方法：

電話：2343 2255

辦公時間：

互動語音系統：全天候運作

熱線：周一至五 8:45am-5pm

　　　周六 9am-12pm

　　　（其餘時間由東華三院社工接聽）

長者地區中心、長者鄰舍中心

服務特色：

當值職員或社工接聽

包括

- 情緒支援、社區資源諮詢、個案管理

- 如有需要，可接駁至負責照顧者服務的社工

- 安排進行安老服務統一評估，並申請長期護理服務

服務對象：

年滿 60 歲的長者、照顧者、公眾人士

聯絡方法：

各區長者地區
中心地址及電話

各區長者鄰舍
中心地址及電話

辦公時間：

周一至五 9am-5pm

（個別中心安排略有不同）

醫管局病人資源中心

服務特色：

當值職員接聽

包括	▪ 介紹病友組織及醫院活動、照顧者互助小組、當區社區資源查詢
不包括	▪ 個案管理及跟進

服務對象：

病人、照顧者、公眾人士

聯絡方法：

各區中心地址及電話

辦公時間：

周一至五 9am-5pm

（個別中心安排略有不同）

2. 非政府機構

服務內容及形式較多樣化，部份熱線專為照顧者而設。不同機構有不同側重點，例如復康會、耆智園只針對特定病類，致電前應留意。

這些電話均有真人接聽，但並非全天候服務，需留意服務時間。

明愛賽馬會照顧者資源及支援中心

服務特色：社工接聽

包括

- 解答照顧疑難、轉介社區資源、情緒支援
- 一站式個案管理：社工了解情況後，會按需要即時安排護士、職業治療師、物理治療師評估及跟進，並定期了解進度
- 介紹中心的照顧訓練、身心靈課程

不包括

- 申請長期護理服務

服務對象：長者照顧者

聯絡方法：

電話：3892 0101 / WhatsApp：5277 3500

辦公時間：

周一至三、六 9am-6:30pm

周四、五 9am-9pm

博愛醫院 照顧者花園在美孚

服務特色:

社工及義工接聽

包括

- 解答照顧疑難、轉介社區資源、情緒支援,有需要可另約時間在中心會面
- 查詢及預約活動、託管服務

不包括

- 個案管理、申請長期護理服務

服務對象:認知障礙症人士照顧者

聯絡方法:

電話及 WhatsApp: 9171 9593

辦公時間:

周一至六 9am-6pm

香港婦女中心協會　照顧者情緒支援熱線

服務特色：由「賽馬會照顧達人」的受訓照顧者義工接聽

包括

- 解答照顧疑難、介紹社區資源、情緒支援
- 如有需要，可安排「照顧達人」義工外出陪伴、陪診、陪伴去其他單位申請服務等
- 個案管理：義工會將有需要的高危照顧者轉介社工跟進，由社工深入了解照顧者需要並提供服務，包括協助申請長期護理服務
- 介紹中心的服務、身心靈課程

服務對象：照顧者

聯絡方法：

電話：6155 4180

辦公時間：

周一 7pm-9pm / 周二、四 9:30am-12:30pm

周三、五 2:30pm - 5:30pm

復康會照顧諮詢熱線

服務特色：

社工接聽

包括
- 講解專門病科的知識、照顧建議、轉介及申請社區資源、情緒支援
- 介紹復康會舉辦的照顧訓練、身心靈課程
- 個案管理：入會後有義工定期關顧，並有社工跟進照顧情況

不包括 ▪ 癌症、精神病的相關諮詢及服務

服務對象：長期病患者的照顧者

聯絡方法：

WhatsApp：9084 4845

各中心地址及電話號碼

網上表格

辦公時間：

各中心開放時間

救世軍護老者服務

服務特色：

中心職員及社工接聽

包括

- 解答照顧疑難、介紹社區資源、租借復康用品、情緒支援
- 介紹救世軍護老者服務、課程及小組
- 個案管理：照顧者入會後，會有社工及義工定期關顧狀況，適時協助及轉介服務

服務對象： 照顧年滿 60 歲長者的人士

聯絡方法：

電話：2782 2229 / 2782 0929

辦公時間：

周一　9am-7pm

周二至六　9am-5pm

賽馬會耆智園

服務特色：

輔導員接聽

包括

- 解答照顧疑難、講解認知障礙症知識、分享社區資源、規劃照顧安排、情緒支援
- 如耆智園有合適服務，會轉介參加
- 個案管理：持續跟進照顧進度及需要

不包括

- 申請長期護理服務

服務對象： 認知障礙症人士的照顧者

聯絡方法：

電話：2333 2393

辦公時間：

周一至五 9am-5pm

東華三院柏悅熱線

服務特色：

當值職員或社工接聽

包括

- 解答照顧疑難、分享社區資源、情緒支援
- 如東華三院有合適服務或活動，會轉介參加
- 個案管理：免費申請成為會員後，如有需要，有社工持續跟進照顧者的需要

不包括

- 申請長期護理服務

服務對象：長者、照顧者

聯絡方法：

電話：2815 7838

辦公時間：

周一至五 8:42am-5:30pm

照顧者熱線

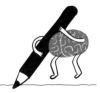

心得

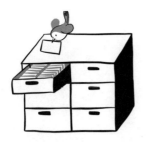

9 ｜ 上網搵料

照顧者習慣在網上找資料，然而很多照顧資源並沒有放上網；照顧者也未必懂得輸入適合的搜尋字眼，還要避開誤導廣告。

期望有一站式的照顧者資源平台？在資訊四散的年代，整理難度極大。

目前網上有系統整理的照顧者資訊主要有三類：記者報導、社福界合作、針對個別病症的照顧旅程。

INTERVIEW

大銀照顧者花園

報導推動交流

　　博愛醫院與大銀在 2020 年底推出「照顧無界限——認知障礙症照顧者支援計劃」，前者在美孚經營實體照顧者中心，後者透過手機程式、面書、網站，線上支援照顧者。

　　大銀的記者團隊整理香港的醫護社福資源，以主題形式報導照顧者實用資訊，採訪各方專家、大量照顧者的個人經驗及心得，並蒐羅由津助、自負盈虧到私營服務的資訊。

服務對象：認知障礙症人士照顧者及公眾人士

服務內容：

網站：照顧者花園

- 由記者團隊定期報導香港的照顧資源，並有運動、遊記、生活專題等多元化內容

手機程式：唥傾 Carers Chat

- 網站照顧者可以閱讀及聆聽報導，在不同背景的照顧者群組互相交流

面書：照顧者花園

- 整理社交媒體眾多照顧者貼文，反映香港照顧者現況

網站：

照顧者花園 網站	照顧者花園 面書專頁	大銀 面書專頁	照顧者大大聲 面書群組

「香港照顧資源相當分散，不同地區由不同的機構提供服務，各有特點和優劣，並且一般社福或醫護機構會避嫌不會推薦私營服務，但照顧者正正需要這些資訊作出選擇。」大銀總監陳曉蕾指出，記者會比較不同機構的服務特點並列出價錢，選題和撰寫角度相對貼近服務使用者。

陳曉蕾期望這些報導，可以引發照顧者更多討論，分享自己的照顧經驗：「就像以前讀者靠旅遊記者的報導準備行程，現在遊客都可以在網上寫心得，大家可以有更多角度參考。」她說照顧者在手機程式「啱傾 Carers Chat」可以交流心得，編輯先整理、記者再跟進採訪，讓照顧者少走冤枉路。

照顧者花園項目總監勞敏琪則強調，非常重視讀者是否容易吸收資訊，故在網站設計上花了不少

工夫:「除咗介紹有咩資源之外,我哋都會報導有咩用家用過,或者申請時有咩困難。另外會有照顧路線圖,新手照顧者會睇到照顧歷程上,一路會遇到不同關卡。」

喘傾 Carers Chat
網上照顧者友善社區

大銀團隊定期將照顧者花園網站內容錄製成聲音故事，上載到 App 內。勞敏琪解釋：「有些照顧者連瞓覺時間都冇，所以我哋將內容做埋聲音版，可以一路做嘢一路聽，加埋音樂，希望佢哋可以放鬆。」

如果想找人聊聊天，也可在 App 內約 20 個群組找到同路人。陳曉蕾形容香港長者照顧者的背景十分多元：「照顧阿媽定阿爸？照顧丈夫定阿嫲？全職照顧定要返工？香港照顧長者的照顧者高達 86 萬人，遇到的困難截然不同，新手照顧者跌碰得焦頭爛額，身處海外的家人如何繼續照顧留港長輩？」

她希望善用社交平台的分眾功能，方便找到同路人，共同編織網上照顧者友善社區。

照顧者免費註冊成為會員後，
可瀏覽以下內容及使用相關功能：

- 照顧資訊　　　　- 聲音故事

- 大自然音樂　　　- 聊天群組

- 活動報名　　　　- 話題

下載程式：　　　　　　　　Android 版　　iOS 版

查詢：

WhatsApp：9885 2180

INTERVIEW

聖雅各福群會 656 照顧者好幫搜

整理照顧錦囊

「656」取名自「老吾老」的諧音,顧名思義針對長者照顧者。聖雅各福群會在 2020 年啟用 656「照顧者好幫搜」護老資訊網站,目前針對三大長者常見病症:中風、認知障礙症、跌倒及骨折。

網站設計簡潔明亮,按照三大病症將資訊分門別類。團隊主張將繁複的社福醫療資源及照顧資訊,整合成簡明的文字及地圖,輔以聊天機械人功能,讓照顧者可透過快捷途徑找到所需資訊。

「我哋用『老吾老,以及人之老』的理念,希望解決一些照顧者照顧老人家的痛點。」項目經理林凱莉解釋,很多照顧者遇到突發情況時會感到徬

徨，尤其是在職或新手照顧者，過往未接觸過安老服務機構，而工作時間與機構的服務時間重疊，想查詢也無從入手。

平台希望透過整合資訊，凝聚同路人，「回應一些現時服務的空隙」。在護老者討論區，照顧者可抒發情緒，並分享服務經驗。「好多護老者問題都好 common，即使歷程唔同，問題都非常相似。如果用一個討論區承載，隨時可以搵返，就會好幫到手。」林凱莉解釋。

服務對象：長者的照顧者

服務內容：

▪ 照顧錦囊：整理照顧者在不同階段需要的資訊，包括長者病發前後、住院期間、居家復康及長遠安排，列出各階段的照顧須知、尋找服務步驟及貼士

- 資源地圖:整理約 1,800 個公私營服務點,列出常規服務,包括政府津助及自費服務

- 照顧新知:定期發佈由照顧者、社福界和醫護界撰寫的文章,例如選擇院舍、保暖心得等,也會分享一些單次性、短期的試驗計劃資訊

- 聊天機械人及社工跟進:可透過 WhatsApp 或 656 網站,聯絡 24 小時聊天機械人。查詢長者狀況、所需支援、居住地區等問題後,機械人便會推介合適資訊,包括服務點、課程、照顧技巧等

- 護老者討論區

網站:

網站

面書專頁

查詢:

WhatsApp:6511 6566

INTERVIEW

復康會 My Stroke Guide 陪住您

支援中風病人

復康會社區復康網絡經理馬麗霞曾經訪問 40 名照顧者，發現照顧者最大困難是不知道如何找服務：「他們好多連樓下有間長者中心、有咩服務都唔知，所以最想有個好簡單嘅網站，上面有資源地圖，定位到附近有咩服務，就算隔籬無專家，都有資訊用到。」

2018 年在賽馬會慈善基金的支持下，團隊推出專為中風家庭而設的網站「My Stroke Guide 陪住您」，提供中風知識、家居復康運動、照顧技巧以至資源地圖。

網站另一特色是根據剛中風、準備出院、回到

社區的三個階段，分別介紹照顧貼士和社區資源。「尤其是離院回家時，其實好需要搵服務，但佢哋好多時唔知點搵，唔知邊度有服務。佢哋好希望有個 professional 喺隔籬，如果搵到個社工去問，其實成件事就可以好唔同。」馬麗霞解說。

網站設有自我評估機制，讓照顧者了解自己的壓力水平，「當佢知道自己壓力狀況比較高，希望佢可以 alert（警覺），聯絡我哋。」如有需要，照顧者也可選擇個別或小組的專人諮詢、課程等，由社工和資深照顧者教下一步怎樣做。

服務對象：中風病人的照顧者

服務內容：

- 三階段的中風知識及照顧須知，包括剛中風、準備出院、及回到社區

- 社區資源地圖：可按照居住地區搜索所需的醫療、社區服務、院舍、復康用品店的資料，包括位置、聯絡電話及開放時間

- 照顧頻道：壓力自我評估、紓緩身心的技巧，並有中、西醫介紹減壓護理貼士

網站：

全城認知無障礙大行動
推 廣 公 眾 教 育

　　社會福利署成立的網站，目的是推廣認知障礙症公眾教育活動，除了製作宣傳片及舉辦地區活動外，其中一個重點是建立認知障礙症專題網頁，蒐羅服務並且不斷更新，包括各區健腦、認知訓練、瑜伽、健康知識等資訊。

服務對象：認知障礙症人士、照顧者、公眾

服務內容：

- 護老者支援活動：整合各區互助小組、照顧技巧工作坊等
- 護老者相關網站：提供網站連結
- 自學平台：發佈護老知識、照顧技巧等短片
- 樂齡科技：提供各屆樂齡科技博覽暨高峰會產品連結

網站：

上網搵料

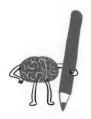

心得

10 ｜ 上堂學照顧

在「Carers Chat 照顧者大大聲」面書群組，幾乎每天都有照顧者發文求教，由扶抱技巧、防跌、處理水腫、以至選用尿片、床邊是否加裝欄杆，疑難千奇百樣。

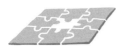

「香港教育唔會教人點護老。新手父母、陪月都有班，但冇一個地方、系統會教你護老。」在職照顧者文文指出本港缺乏有系統的照顧課程。不少人都是突然成為照顧者後，才驚覺自己不懂處理。

現時很多社福機構都會開辦照顧者培訓課程，邀請醫護、社工等專業人士教授照顧技術，也有不少靜觀和興趣工作坊，讓照顧者提升抗壓能力。香港婦女中心協會並且希望推動就業，協助部份照顧者投身護理行業。

INTERVIEW

香港婦女中心協會

受訓就業

香港婦女中心協會在 2018 年推出「照顧達人」訓練計劃，今年再推出「安護員——人本照顧護理課程」，參考日本的介護福祉士，讓照顧者受訓成為其他有需要家庭的「安護員」。

「照顧達人」培訓基層婦女

「我哋服務基層婦女，佢哋好多年冇工作，多數都係家庭主婦，希望教到一啲基本知識、技巧，同埋幫佢哋心態過渡。」太和中心單位主管丘梓蕙講解計劃宗旨。

照顧技巧培訓課程由職業治療師和護士任教，也會邀請不同界別的講者，提升學員的護理知識至初級院舍職員水平。參加者需要每周上兩堂、每堂約三小時。「有三個階段，每個階段有七堂。由基礎開始上，讀晒三期先畢業。」丘梓蕙指課程有助參加者掌握院舍的基本入職技巧：「一埋到位就識，唔使咁大壓力。」

課程內容：

分三級，每級經職業治療師考核：

- 第一級 照顧新兵：學習實務照顧技巧，包括個人護理、如何與患病家人溝通、處理長者跌倒、扶抱及位置轉移、家居安全

- 第二級 照顧顧問：認識復康科技、大腦訓練、餵食及營養膳食

- 第三級 照顧達人：了解認知障礙症及中風處理、藥物處理、社區資源及改善家居安全

服務對象：體弱人士的照顧者

時間：

平日上午，每周兩節，共 63 小時

地點：

香港婦女中心協會賽馬會太和中心

大埔太和邨福和樓地下 102–107 室

查詢：   網站   面書專頁

電話： 2654 6066

「安護員——人本照顧護理課程」推動友善就業

　　香港婦女中心協會正展開為期三年的「照顧達人計劃 2.0」，推出「安護員——人本照顧護理課程」，透過更加有系統的資歷訓練架構，增加學員投身長期照顧行業的機會，並推動社會發展照顧者友善就業環境。課程內容包括：

▪ 推廣自立支援

▪ 家居復康運動

▪ 協助照顧者規劃照顧日常與自我發展

▪ 製作軟餐

▪ 善用資訊科技認識社區資源和發展社區支援網絡

▪ 個人素養與溝通技巧

丘梓蕙表示：「不時有照顧者查詢，想找街坊義工陪診，或者陪老人家行公園，我們就會找上了課的的姐妹嘗試。她們做了三十幾年家庭主婦，好耐無踏出職場，有好多擔心。等佢哋上咗堂，得到職業治療師認可，再出去做義工摸索吓，就會有信心搵呢方面工作。」

INTERVIEW

浸信會愛羣社會服務處 CARE 學院
短期密集課程

　　CARE 學院為照顧者、照顧服務從業員和支援照顧者的服務機構及團體，提供短期及多樣的培訓課程。課程圍繞四方面：所需的照顧技巧、面對家庭過渡期、培訓應變，以及照顧者的全人健康。

　　相比其他機構的課程大多聚焦照顧技巧，CARE 學院會開設聚焦關懷和溝通技巧的課程，訓練照顧者成為義工，關顧同路人。當中包括自2020 年起舉辦的「同行伙伴 CARE Buddies」培訓計劃，讓有意參與關懷服務的照顧者及公眾人士參加。

　　課程由社工及照顧者任教，希望為義工建立同

理心，尊重和理解照顧者角色、學習溝通和關顧技巧，同時認識社區資源、身心靈放鬆練習。學院會為完成課程的學員配對合適的照顧者，進行關顧實踐，形式包括電話、短訊，亦會視乎疫情發展考慮上門探訪。

計劃幹事蔡德弘表示，希望可以實現「助人自助」，讓照顧者運用自己的經歷扶持同路人，並且分享社區資源，建立一個朋輩互助網絡。

課程內容：

- **朋輩支援：**招募照顧者成為朋輩大使，讓過來人支援新手，並了解身邊的社區資源

- **需要評估及照顧規劃：**評估照顧者的需要和優勢，規劃一旦出現家庭轉變，例如家人退休、移民、獨居時，如何安排照顧工作，並認識社區資源

- **網上討論平台：**邀請嘉賓分享照顧心得及技巧

對象：照顧者

時間：最短半日至一日，長則數周、每周一節

地點：視乎課程（主要在灣仔、深水埗、油尖旺、葵青）

費用：免費

查詢：

電話：3188 1633

網站

面書專頁

INTERVIEW

救世軍護老者服務

自我管理課程

救世軍引用美國史丹福大學研發的「自我管理課程」，鼓勵照顧者管理自己的身心健康、生活事務，平衡照顧壓力。六節課程主題包括睡眠健康、情緒、飲食、生活事務等。油尖長者綜合長者服務隊長朱佩珊指：「照顧者需要先認識自己的狀況，和小組其他成員集思廣益，建立目標和計劃，最後分享成果。」

以失眠為例，課程會透過一套有系統的評估工具，讓照顧者了解自己的問題，並與同路人商討處理方法。朱佩珊解釋：「唔係講畀佢聽要點做，而是透過課程了解自己，想改善自己邊一方面？例如

想改善失眠，就制訂運動安排，由佢哋自己決定想做乜嘢，推動自我管理。」

救世軍在今年 7 月推出名為「Building Better Caregivers」的自我管理新課程，針對照顧工作引起的身心疲憊及壓力。課程內容包括處理情緒、管理被照顧者的行為、照顧規劃、尋找資源、家庭照顧會議等。

救世軍也有開辦護理知識課程，以及提供朋輩輔導員訓練，傳授溝通技巧。

課程內容：

- 自我管理
- 護理知識
- 減壓 / 心靈健康
- 朋輩輔導員訓練

對象：照顧者

時間：按不同課程而定

地點：九龍油麻地永星里 11 號 3 樓

費用：按不同課程而定

查詢：

電話：2782 2229 / 2782 0929

網站　　　面書專頁

上堂學照顧

心得

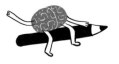

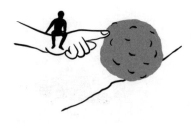

11 ｜ 唞一唞 喘息空間

醫護社福界不斷推出課程，加強照顧者能力——冷不防照顧者反問：「照顧責任只是落在家庭？社會沒責任？我可否選擇不做照顧者？」

尤其像認知障礙症人士的病情發展隨時十數年，照顧時間漫漫長，照顧者就算肯長期肩負照顧擔子，也需要有放鬆的空間。

INTERVIEW

香港婦女中心協會

照顧者咖啡室 & 慢活館

　　香港婦女中心協會自 2018 年起，與社署和其他機構合作，在各區設立 11 間咖啡室，為照顧者提供休息空間，費用全免。現場有義工沖咖啡和花茶，同時有暫託服務，讓照顧者在百忙中唞唞氣。

教育幹事劉曦蓓負責大埔南店的營運，她說協會多年前已開始支援照顧者，「以前洗樓，派完物資就完，知道佢哋好辛苦，但無後續支援，沒有資源可以介紹。」於是同事們一起想辦法，希望可邀請隱蔽照顧者走出社區，咖啡室應運而生。

飲咖啡未必能解決很多照顧難題，但重點在於喘息。太和中心單位主管丘梓蕙形容這是一個「低門檻」的空間，照顧者只需要坐低聊聊天，「不一定要做義工，或者點樣交心、講晒屋企啲嘢出嚟，首先要踏出家門，係比較容易同其他人建立關係的一步。」

丘梓蕙又指，這裡有全面的婦女義工培訓，咖啡大使負責沖咖啡，食物大使即場弄小食，「整吓pancake、焗麵包仔，即整即食。」另有「託管大使」和「心靈大使」：「照顧者來喘息，要放低被照

顧者，所以訓練義工點樣照顧老人家同小朋友，譬如點樣傾偈、發脾氣扭計點處理。」

如果不想只喝咖啡，也有另一個選擇——慢活館。照顧者可以在這裡做手工、玩桌遊，睏倦時去休息區補一補眠，自由度非常大，費用全免。

丘梓蕙形容：「咖啡室 chill 啲，慢活館就學嘢。」手工班由義工擔任導師，非常受歡迎，「好快爆晒，要搶㗎，個個來到都好開心。學完去桌遊區玩，有人會敷住眼膜瞓覺。」

STORY
擴大生活圈子

照顧者雲開和月明都喜歡到慢活館，「我們間中做義工，又做參加者。除咗飲嘢傾偈，仲有工作坊，可以玩數字畫、弄皮革，好多元化。」月明特別享受跟其他照顧者一起做小手工，「一起玩，熟咗可以傾偈，完後可以去食嘢，生活圈子擴大咗，人就會開心啦。」

咖啡室

服務內容：照顧 60 歲以上長者的照顧者

費用：免費

開放時間：每月兩天，宜先查詢

查詢：

慢活館

服務內容：照顧 60 歲以上長者的照顧者

費用：免費

開放時間：周一、周四上午，公眾假期除外

查詢：

地址：大埔太和邨福和樓地下 102-107 室

電話：2654 6066

顧網通

香港婦女中心協會在社區投資共享基金支持下，在 2021 年底開展為期三年的「顧網通」計劃：邀請大埔區各界別及機構組成支援照顧者的平台，善用並整合區內資源。

丘梓蕙希望大埔區是試點，成功或會將這種合作模式推展到其他地區。目前已有約 30 間機構參與，主要是社福機構和社企，商界則仍在聯繫中。召開數次會議後，中心已成立三個工作小組：

1. 喘息服務

暫時有 13 間參與機構，將各自根據場地及服務需要，營運喘息咖啡室及慢活館，讓照顧者於不同時間、不同地點都有喘息選擇，「希望做到好似便利店咁，總有一間喺左近。」

2. 推動照顧者身份認同

以宣傳為主。一是為照顧者建立身份認同,「好多照顧者都唔知自己係照顧者,佢哋未必會用呢個身份去睇自己,『我咪人哋個女囉,爸爸病咗我咪照顧佢囉……』佢哋會用關係嘅角色睇自己。」

二是進行公眾教育,「對於公眾,佢哋未必了解照顧者有咩需要,唔知點支援。」 丘梓蕙透露,初步打算向新生會租用流動車「定時定候」在區內宣傳,並會定期舉辦活動,例如照顧者月。

3. 資訊交流

邀請各參與機構協力,向照顧者宣傳社區資源,例如輪流開辦手機班。協會並打算出版一本實體季刊,介紹區內社福資源、撰寫專題及照顧者故事。

查詢:地址:大埔太和邨福和樓地下 102-107 室
電話:2654 6066

INTERVIEW

明愛賽馬會照顧者資源及支援中心

解憂花園

佔地 4,200 平方呎的明愛「解憂花園」，對煩憂生活提供另一種解答：這裡有花、有草、有蔬菜、有鳥叫、有蟲鳴。花園分為八區，由照顧者義工親手澆水施肥；內有健身設施和石春地；也可到休憩草地和雅座，坐下啕一啕。

高級督導主任徐鳳儀說，中心自 2020 年起，以園藝治療鼓勵照顧者親近大自然，緩解身心壓力。照顧者參加課程期間，有義工幫助照顧長者。

過去兩年來，照顧者和社工一起落力裝飾這個空間：「各種植物色彩繽紛，他們會來打理，付出很多心機換盤、換水。」當中不少義工來自園藝班，

「有一位護老者，老人家進了院舍，於是有空來打理花園，日日都來。」

八個區域中，徐鳳儀特別提到寫滿鼓勵字句的「星語心願牆」：「有護老者好感動，其中一句『你育我大 我伴你老』感受好深。這些字句有時是護老者諗、有時我哋諗，有些安慰、提醒，希望佢哋望到會『叮』一聲。」

除了園藝班外，中心會不時舉辦頌缽、捲紙、瑜伽、香薰及音樂治療等活動，登記成為會員，便可報名參加。

服務對象：長者照顧者、公眾人士

費用：

參觀：免費

講座及體驗式活動：視乎人數及活動而定

開放時間：周一至三、六 9am-6:30pm

周四、五 9am-9pm

查詢：

地址：將軍澳調景嶺翠嶺里 2 號

明愛專上學院 9 樓

電話：3892 0100 / 3892 0101

WhatsApp：5277 3500

網址

面書專頁

INTERVIEW

樂樂社區 照顧者支援計劃

　　二胡、古箏、中阮、柳琴、敲擊樂……可以幫照顧者抽離繁重的工作，一頭栽進音樂世界中紓解壓力。「樂樂社區」計劃的學員都是照顧者，前陣子母親節，一眾老中青學員在網上合奏一首《世上只有媽媽好》。

服務對象：主要是將軍澳區照顧者，也歡迎他區人士參加

服務內容：

- 舉辦中樂班並成立「樂樂社區樂團」，讓照顧者透過音樂結識同路人、公開演出及分享心聲
- 音樂治療、靜觀小組活動如「社區聲音漫步」
- 培訓大專生及照顧者成為義工，以電話或社交媒體定期聯繫照顧者，疫情放緩後會上門探訪、開放暫託

費用：免費

地址：

香港聾人福利促進會及家長資源中心

地址：將軍澳尚德邨尚美樓地下 B 室

明愛專上學院及明愛白英奇專業學校

地址：將軍澳調景嶺翠嶺里 2 號

查詢：　　　　　　　　網址　　　　面書專頁

電話：3956 2143

WhatsApp：5596 4039

　　為推廣音樂減壓，樂樂國樂團於 2020 年開始推行樂樂社區計劃，暫定至 2023 年 3 月。照顧者可報讀樂器班、音樂治療及互助小組，暫時從照顧工作抽身，計劃主任張鳳明表示：「因為照顧是全心全意、成副心機放落去，所以當他們專注在樂器上，就可以減壓。」她認為音樂的獨特之處在於「連結」，演奏時要互相配合，用音樂去溝通及連繫，「所以玩音樂之餘都建立到社交。」

　　張鳳明分享一個難忘的個案，有一位七十多歲、患有輕度認知障礙症的婆婆，需要獨力照顧患病丈夫。醫生建議她多學習不同事物，減慢認知障礙症的速度。她學習古箏一年多後，病情明顯好轉，同時改善了記憶力，故無論多忙碌都堅持上堂，「想學就一定找到時間學，我們很彈性，不會因缺席多次就不許再參加。」

樂器班沒有門檻，零基礎亦可以參加，但需要填表輪候。輪候時間快則一星期，慢則幾個月。目前以古箏和中國敲擊樂最受歡迎，「古箏給人感覺優雅一點，是很多人的兒時夢想。敲擊就相對易學，因為沒太多音要記，只是學打拍子，很多照顧者覺得出一身汗當做運動，又可以發洩。」

　　學了一至兩年後，導師會推薦技巧成熟的學員加入樂樂社區樂團。樂團由三十多人組成，除了照顧者外，約一半是公開招募而來的社區人士，張鳳明形容：「他們都認同這個理念，願意跟我們一起做社區演奏。」

喘息空間

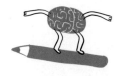

心得

照顧筆記

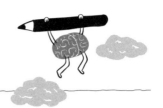

書籍編輯	陳曉蕾
書籍助理編輯	宋霖鈴
專題編採團隊	蕭煒春、劉偉琪 、曾文謙
書籍設計	Half Room
插畫	@o_biechu

出版	大銀力量有限公司
	九龍油麻地上海街 433 號
	興華中心 21 樓 03-04 室
	bigsilver.org

發行	大銀力量有限公司
承印	森盈達印刷製作
印次	2022 年 10 月初版
規格	120mm×180mm　216 頁

**BIG SILVER
COMMUNITY
大銀力量**